Extrait des Mémoires de la Société impériale de Médecine, Chirurgie
et Pharmacie de Toulouse.

ZOOLOGIE VÉTÉRINAIRE.

NOUVELLES EXPÉRIENCES

SUR LE CYSTICERCUS TENUICOLLIS DES RUMINANTS

ET SUR LE TÆNIA QUI RÉSULTE DE SA TRANSFORMATION DANS L'INTESTIN DU CHIEN;

Par M. C. BAILLET,

Professeur à l'Ecole impériale Vétérinaire de Toulouse, Membre de l'Académie Impériale des Sciences, Inscriptions et Belles-Lettres, et de la Société impériale de Médecine, Chirurgie et Pharmacie de Toulouse; de la Société d'Agriculture, et de la Société d'Horticulture de la Haute-Garonne.

Nous avons avancé, dans un précédent travail (1), que le *Cysticercus tenuicollis* se présente avec les mêmes caractères dans le péritoine des divers ruminants domestiques de nos contrées, et nous en avons tiré la conclusion qu'il fallait nécessairement rapporter à la même espèce zoologique tous les cystiques de ce nom que l'on a rencontrés jusqu'à ce jour, chez le bœuf, la chèvre et le mouton, quelque différentes que soient cependant les espèces de mammifères chez lesquelles ils habitent. Il n'y avait dans ces conclusions rien qui ne fût facile à prévoir, puisque les ruminants domestiques de nos contrées constituent des espèces appartenant à des genres très-rapprochés dans une même famille naturelle, et qu'indépen-

____

(1) Voir le Journal des Vétérinaires du Midi, 3e série, tome IV, année 1861, page 76.

damment des affinités organiques qui les rendent propres à
héberger les mêmes espèces d'helminthes, ils offrent encore
cette particularité de vivre souvent dans les mêmes lieux et
dans des conditions hygiéniques à peu près semblables. Il nous
a paru utile néanmoins de vérifier notre assertion par des
expériences, et ce sont quelques-unes de ces expériences que
nous nous proposons de communiquer aujourd'hui à la Société.

La marche que nous avons suivie dans cette nouvelle série
de recherches, est la même que nous avons adoptée déjà
quand nous avons essayé de démontrer que chez tous les ruminants, les cœnures qui déterminent le tournis, sont d'une
seule espèce zoologique. Dans le péritoine d'un mouton, nous
avons pris des *Cysticercus tenuicollis*, nous les avons fait
ingérer à un chien, et près de cinq mois plus tard, quand nous
avons pu supposer que les tænias, résultant de leur transfor-
mation dans l'intestin, étaient en état de produire des œufs
mûrs, nous avons sacrifié le carnassier, et nous avons administré à de jeunes chevreaux les anneaux de tænia recueillis
dans son intestin. De cette manière, non-seulement nous avons
réussi à provoquer chez la chèvre l'apparition de cysticerques
en grand nombre et à confirmer l'assertion que nous avions
avancée, mais encore nous avons déterminé une maladie
grave à laquelle les animaux ont succombé. C'est donc au double point de vue de la zoologie et de la pathologie que nos
expériences nous paraissent offrir quelque intérêt.

Pour démontrer que le *Cysticercus tenuicollis* du mouton et
celui de la chèvre sont de la même espèce, il fallait, avons-
nous dit, prendre chez l'un de ces ruminants des cysticerques,
les faire développer en tænias, et à l'aide des œufs de ceux-ci
faire naître chez le ruminant de l'autre espèce de nouveaux
cystiques semblables aux premiers. C'est ce que nous avons fait
en utilisant les cysticerques recueillis dans le péritoine de
l'agneau portant le n° 5 dans le précédent travail que nous
avons publié sur le même sujet. On se rappelle que chez cet
agneau, sacrifié le 14 janvier 1861, on trouva trente et un
Cysticercus tenuicollis enkystés et parfaitement développés. Le

même jour, huit de ces cysticerques furent administrés à un jeune chien nommé *Black*. Cet animal, chez lequel on ne constata aucun symptôme particulier, fut sacrifié le 4 juin de la même année, et dans l'intestin on trouva cinq *Tænia cysticerci tenuicollis* longs de 1 mètre 20 centimèt. à 1 mèt. 50 centimèt. présentant tous les caractères qui appartiennent aux cestoïdes de cette espèce, c'est-à-dire *une double couronne composée de trente à trente-quatre crochets, ayant en longueur, les plus grands, 19 à 22 centièmes de millimètre, et les plus petits 12 à 18 centièmes ; des anneaux larges de 10 à 15 millimètres ayant le bord postérieur ondulé ou crénelé, un vestibule génital de forme olivaire, et un vagin sensiblement dilaté à son orifice dans le vestibule génital.* Les derniers anneaux de ces vers contenaient des œufs mûrs. Vingt de ces anneaux furent administrés, le 4 juin, à deux jeunes chevreaux âgés d'un mois environ.

Celui des deux chevreaux qui ressentit le premier les atteintes du mal déterminé par le passage des proscolex à travers les tissus, en présenta les premiers symptômes le dixième jour après l'ingestion des œufs. Le 13 juin, à huit heures du matin, il ne semblait pas encore malade, mais à neuf heures, les élèves chargés de le surveiller (MM. Demion et Paillou), furent attirés dans son écurie par les bêlements plaintifs et réitérés qu'ils lui entendirent pousser. Ils le trouvèrent couché sur le côté droit et faisant, pour se relever, des efforts impuissants. On le dressa sur ses membres, mais il ne put se soutenir et retomba aussitôt lourdement sur la litière. La peau et les muqueuses étaient alors d'une pâleur effrayante, le pouls presque insensible et les battements du cœur forts et précipités. Enfin, l'animal, agité de mouvements convulsifs, se débattait sur son lit de paille en poussant des plaintes, et offrait tous les symptômes d'une hémorrhagie interne. Un peu avant dix heures, il succomba ; l'autopsie fut faite à deux heures après midi.

On trouva dans le péritoine du sang épanché en quantité considérable, et au milieu de ce sang de nombreuses vésicules transparentes, sur la forme et les dimensions desquelles nous aurons à revenir tout à l'heure. La surface du foie était comme labourée de petits sillons droits ou un peu sinueux qui n'offraient pas plus de 1 ou 2 centimètres de longueur. Ces petits sillons étaient pour la plupart comblés en partie par du sang coagulé d'un pourpre noir très-foncé, au milieu duquel on trouvait une, deux ou trois petites vésicules semblables à celles recueillies dans le sang dont le péritoine était rempli. En faisant des coupes en différents sens dans le foie, on rencontrait des galeries de même forme et de mêmes dimensions que les sillons dont nous venons de parler, et renfermant, comme eux, des vésicules. Les autres organes contenus dans la cavité abdominale ne présentaient aucune altération, mais dans le thorax, le poumon était revêtu, surtout dans sa partie postérieure, d'un très-grand nombre de petites ecchymoses souspleurales, dont le diamètre variait entre 1 et 5 ou 6 millimèt. Toujours le centre de ces ecchymoses s'est montré occupé par une ou deux vésicules semblables à celles du foie, mais un peu plus petites.

Les vésicules recueillies en si grande quantité dans le foie, dans le péritoine et dans le poumon, étaient toutes assez régulièrement ovoïdes. Elles étaient formées par une membrane granuleuse transparente, offrant au microscope, exactement le même aspect que celle qui forme l'ampoule des cysticerques ayant atteint leur complet développement. Elles renfermaient un liquide transparent parfaitement limpide, et sur leur surface on ne distinguait encore nulle trace qui pût faire soupçonner dans quel point allait se former la tête du scolex. Les plus grandes, qui se trouvaient surtout dans le péritoine et dans le foie, étaient longues de 1 millimèt. 13 centièmes à 1 millim. 89 centièmes, et larges de 0^{mm} 89 cent. à 0^{mm} 99 cent. Les plus petits qui existaient presque exclusivement au milieu des ecchymoses du poumon étaient longues de 0^{mm} 89 cent. à 1^{mm} 70 cent., et larges de 0^{mm} 75 cent. à 0^{mm} 81 cent. On ne distinguait point de mouvements dans aucune d'elles, mais l'animal était mort depuis plus de quatre heures au moment de l'autopsie, et cela suffit pour expliquer la différence que nous observons ici entre l'état de vie des vésicules trouvées dans ce chevreau et celui qu'ont offert les vésicules recueillies chez l'agneau qui porte le n° 1 dans les expériences dont nous avons rendu compte en 1861.

L'histoire du chevreau dont nous venons de parler, offre beaucoup d'analogie, sinon même une ressemblance complète avec celle de l'agneau n° 1, rapportée dans notre premier travail. Celle du deuxième de ces animaux aura plus d'intérêt encore, car la maladie déterminée par l'introduction des œufs du *Tænia cysterci tenuicollis* dans l'économie, a débuté plus tard ; elle a eu une marche plus lente, et elle s'est accompagnée d'altérations pathologiques très-curieuses, qui nous paraissent révéler des faits nouveaux en ce qui concerne l'enkystement des cystiques.

Comme nous l'avons dit plus haut, ce chevreau, de même que celui dont nous venons de rapporter l'histoire, a pris, le 4 juin 1861, dix des derniers anneaux des *Tænia cysticerci tenuicollis* recueillis dans l'intestin du chien *Black*. Jusqu'au 19 du même mois (quinzième jour après l'administration des œufs,) il est demeuré sans paraître s'apercevoir en rien de cette ingestion, au point que nous avons pu croire un instant qu'il avait échappé à l'espèce *d'intoxication vermineuse* que produit assez ordinairement l'administration des proglottis de certains Tænias aux jeunes ruminants. Chez lui, comme chez celui qui précède, les symptômes du mal se déclarèrent brusquement et prirent promptement beaucoup de gravité.

En effet, le 19, dans la matinée, on reconnaît que le jeune animal a laissé la plus grande partie du fourrage qu'on lui a donné la veille au soir. Il est triste, se tient couché, et ne fait aucun effort pour se lever, quels que soient les moyens que l'on emploie pour le solliciter à se déplacer. On le dresse sur ses membres, mais il peut à peine se soutenir, chancelle au moindre mouvement qu'il veut faire, et cherche un point d'appui sur les corps environnants. Lorsqu'on le laisse libre, il appuie sa tête contre le mur, écarte les membres, et dans cet état il oscille sans cesse d'un côté à l'autre, jusqu'à ce qu'il tombe sur la litière. On lui présente du foin, puis de l'herbe fraîche, mais rien ne peut le décider à manger, tant il paraît accablé par les souffrances qu'il endure. La respiration est grande, accélérée. Souvent une petite toux avortée se fait entendre, et par les deux narines s'écoule un jetage de matière muqueuse abondante, épaisse et de couleur verdâtre. Enfin, les yeux sont larmoyants, surtout le droit, les larmes sont limpides ; le pouls est à peine sensible, les battements du cœur sont tumultueux et les muqueuses sont d'une grande pâleur. Tout indique un état de souffrance exagérée chez le pauvre animal qui pousse à chaque instant des bêlements plaintifs.

Le **20**, le sujet est dans le même état que la veille. On le voit cependant essayer de manger un peu d'herbe fraîche vers le milieu de la journée ; mais il mâche cette herbe avec la plus grande lenteur et sans paraître avoir conscience de la fonction qu'il accomplit.

Le **22** et le **23**, tous les symptômes indiqués ci-dessus persistent en s'aggravant. La faiblesse surtout est devenue si marquée, que l'animal retombe dès qu'on essaie de le soulever. Les larmes de l'œil droit deviennent troubles, épaisses et comme purulentes, celles de l'œil gauche qui jusqu'alors ont été peu abondantes restent claires et limpides.

Le **24**, le malade offrant toujours les mêmes symptômes, on constate par l'auscultation que le murmure respiratoire se fait entendre partout dans la cavité thoracique. Mais en se livrant aux manœuvres nécessaires pour ausculter convenablement, on reconnaît que l'hypocondre droit est sensible à des pressions même très-modérées, et que l'animal se plaint chaque fois que l'on appuie la main sur cette région. Sollicité à se déplacer, le chevreau parvient à se dresser sur ses membres postérieurs qui sont raides, mais les membres de devant sont fléchis à l'articulation du carpe, et l'animal fait quelques pas en marchant sur les genoux, puis retombe lourdement. Les larmes de l'œil gauche commencent à devenir troubles ; celles de l'œil droit qui est enfoncé dans l'orbite , se sont encore épaissies , et entre le globe de l'œil et les paupières , il s'est épanché une matière épaisse plastique qui , dans les jours suivants se prend en une sorte de membrane opaque d'un blanc grisâtre , formant devant la cornée comme un diaphragme par lequel la vitre de l'œil est entièrement cachée. Le jetage continue par les narines et se dessèche en croûte sur les naseaux. Il n'y a rien de changé dans le pouls , dans les battements du cœur, non plus que dans la pâleur des muqueuses , mais la maigreur est tellement exagérée qu'elle semble avoir atteint les dernières limites auxquelles elle puisse arriver.

Du 24 au 28 , l'animal, toujours couché sur le côté gauche, ne cesse de se plaindre. Il se tient le cou allongé , la tête portée dans une position d'extension forcée , et paraît souffrir davantage lorsqu'on la ramène auprès du sternum. L'exploration du pouls est d'une difficulté extrême ; les battements du cœur sont , au contraire, violents et accélérés. Enfin , le 29 , à huit heures du matin , des mouvements convulsifs ont lieu dans les membres , et il est facile de prévoir que la mort est prochaine. On termine les souffrances de l'animal en le sacrifiant par effusion de sang , et l'on en fait immédiatement l'autopsie.

On constate dans l'abdomen tous les caractères d'une violente inflammation du péritoine avec exsudation dans différents points d'une matière plastique particulière commençant à s'organiser pour déterminer l'enkystement des nombreux vers à vessie qui se sont répandus dans cette cavité. Ceci ressortira évidemment de la description que nous allons essayer de faire des lésions qui ont attiré notre attention.

L'épiploon appliqué à la face inférieure du rumen a perdu sa transparence ordinaire : il est épaissi, et, sur un fond gris nuancé de jaune, il laisse voir un grand nombre de points plus épais revêtant une teinte d'un jaune pâle assez analogue à celle que présentent les fausses membranes qui , dans les inflammations des plèvres , sont au début de leur formation, dans la cavité thoracique. Une multitude de petites vésicules ,

les unes entièrement libres, les autres ayant déjà contracté plus ou moins d'adhérence, sont disséminées à la surface de cet épiploon. Beaucoup d'entre elles ont déterminé, dans le point où elles se sont arrêtées, une exsudation plus abondante de matière plastique, aux dépens de laquelle commence à s'organiser le kyste adventif destiné à contenir le ver pendant toute la durée de son existence à l'état de cystique. Mais cette organisation est encore si peu avancée que les parois du kyste se dilacèrent à la moindre traction ou même sous l'influence d'un simple contact, et que l'on voit aussitôt la vésicule faire hernie au dehors. La cavité du kyste apparaît alors avec une forme arrondie, légèrement ovale ou elliptique; son fond est lisse, ses bords irrégulièrement déchirés, sont épaissis, d'un jaune pâle, et l'ensemble du tout représente comme une petite cupule peu profonde.

La face opposée de l'épiploon, c'est-à-dire, celle qui est en contact immédiat avec le rumen, offre exactement le même aspect et les mêmes altérations que nous venons de décrire. Le péritoine qui revêt le rumen et les intestins, celui qui tapisse le diaphragme et les autres parois de l'abdomen, et le mésentère lui-même, sont le siège de semblables lésions, et présentent, comme l'épiploon, un grand nombre de vésicules qui sont en voie de s'enkyster. Seulement, les vésicules ne sont pas disséminées partout uniformément. Autour du rectum et dans le fond de la cavité pelvienne, elles sont aussi rapprochées les unes des autres que sur l'épiploon; elles sont moins abondantes sur les parois inférieures de l'abdomen, sur le mésentère et sur la face postérieure du diaphragme; enfin, les points où elles sont le moins multipliées, sont la surface extérieure du rumen, celle de l'intestin et celle de la rate.

Mais de tous les organes contenus dans la cavité abdominale, celui qui a été le plus profondément atteint et désorganisé par le passage des cestoïdes, c'est le foie. Cet organe laisse voir, sur un fond brun nuancé de jaune dans quelques points, un nombre considérable de taches, les unes d'un gris pâle, les autres d'un gris nuancé de jaune; d'autres encore d'un rouge brun très-foncé. En pratiquant avec précaution une incision sur les taches grises et sur celles qui sont nuancées de jaune, on arrive toujours dans de petites cavités dont les parois sont tapissées par une matière de consistance pulpeuse presque identique avec celle de l'exsudation plastique que nous avons signalée sur le péritoine. Ce sont sans doute encore des kystes en voie de formation au-dessous du péritoine que revêt le foie ; car, dans chacune des cavités, on rencontre une vésicule : souvent même, il n'est point nécessaire d'inciser l'organe pour découvrir les vési·ules, et l'on peut parfaitement les voir, en-dessous du péritoine à demi transparent, occuper une petite cavité creusée dans le tissu de la glande. C'est surtout vers le bord inférieur du foie que ces lésions sont le plus multipliées, et dans ces points l'altération est si prononcée qu'elle offre en réalité un aspect hideux. Quant aux taches d'un rouge brun, elles correspondent à des caillots de sang coagulé sous la séreuse.

Le foie n'est pas altéré à sa surface seulement : on constate, en effet, en faisant des coupes dans différents sens, que sa substance est creusée presque partout de cavités enduites de cette même matière signalée plus haut, et occupées chacune par une ou deux vésicules. Ces altérations sont si rapprochées les unes des autres, que l'on peut bien affirmer qu'il n'y a pas la moitié de la substance du foie qui soit restée avec sa consistance normale.

La vésicule biliaire elle-même n'est pas exempte d'altérations, car, à sa surface, elle porte aussi quelques vésicules en voie d'enkystement.

Dans la cavité thoracique, les plèvres sont, dans leur partie postérieure, le siége d'une inflammation avec exsudation plastique, semblable à celle que nous venons de décrire dans le péritoine. Le médiastin, dans sa partie postérieure, présente çà et là quelques vésicules en voie d'enkystement : ces kystes offrent tous les caractères de ceux que nous avons rencontrés sur le péritoine. La surface du poumon est parsemée de traces assez nombreuses, allongées, droites ou un peu sinueuses, ayant l'aspect des sillons que certaines larves creusent quelquefois dans les matières organiques. Ces traces, que l'on voit parfaitement au-dessous de la membrane séreuse, sont grises ou un peu jaunâtres et longues de un ou deux centimètres. Elles sont creusées dans la substance du poumon lui-même, et remplies d'une matière molle, jaunâtre, assez semblable à celle trouvée dans les petites cavités du foie. A l'une des extrémités de chacun de ces sillons, on trouve invariablement une vésicule plus petite dans la plupart des cas que celles que l'on a recueillis dans le péritoine. Quant au tissu du poumon, il est évidemment le siége d'une inflammation peu profonde et peu étendue autour de chacune des traces que nous venons d'indiquer, mais dans toutes les autres parties il est entièrement sain, et il est facile de voir que partout il a respiré jusqu'à la fin de la vie. Le péricarde renferme une quantité assez notable de liquide de couleur citrine épanché dans son intérieur, mais il ne porte point de vésicules à sa surface.

Il n'y a rien à signaler ni dans les bronches ni dans la trachée.

Les sinus frontaux et maxillaires sont remplis d'une collection purulente. La membrane qui les tapisse est épaissie, rouge et vivement injectée : il est impossible de rien y découvrir qui se puisse rattacher d'une manière certaine au passage des proscolex.

L'œil droit est revêtu d'une couche de matière plastique grisâtre qui s'est organisée en une membrane opaque de deux ou trois millimètres d'épaisseur : au-dessous de cette membrane, la cornée et les milieux de l'œil ont conservé toute leur transparence.

Il n'y a rien à noter dans les centres nerveux.

Les vésicules très-nombreuses que l'on a rencontrées dans les divers organes indiqués plus haut, sont arrondies, ovoïdes ou elliptiques. Leur membrane est finement granuleuse, transparente, et quelquefois pourvue de quelques corpuscules calcaires. Elles contiennent un liquide limpide, et offrent presque toutes, vers une de leurs extrémités, un petit point blanchâtre opalin qui correspond à un commencement d'invagination encore très-superficielle, dans le fond de laquelle devait se former plus tard la tête du scolex. Toutes ces vésicules, au moment de l'autopsie, sont évidemment vivantes, et on les voit, à l'œil nu, s'allonger et se contracter dans différents sens.

Leurs dimensions sont très-variables. Celles du péritoine et du foie sont longues de 2 à 3, 4, 5, 6, 7, 8, 9 et 10 millimètres, et larges de 1 à 6 millimètres. Celles du poumon et du médiastin sont longues de 2 à 4 millimètres, et larges de 1 à 2 millimètres.

Des deux expériences que nous venons de rapporter avec quelque détail, on peut tirer les conclusions suivantes :

1° Le *Cysticercus tenuicollis* du mouton et celui de la chèvre sont de la même espèce zoologique, et cela est démontré non-seulement par l'identité des caractères qu'ils présentent l'un et l'autre, mais encore par ce fait, que des cysticerques recueillis dans le péritoine d'un agneau, ont pu, après s'être transformés en Tænias dans l'intestin d'un chien, produire des œufs, qui, à leur tour, ont fait naître de nouveaux cysticerques en grand nombre dans le péritoine, dans le foie, et jusque dans le poumon de deux chevreaux.

2° La plus grande partie, sinon même la totalité des cysticerques, paraissent avoir traversé le foie pour arriver dans le péritoine. En effet, chez le premier des deux chevreaux dont nous venons de rapporter l'histoire, de même que chez l'agneau n° 1 de notre premier travail, le foie seul offrait, à l'autopsie, des lésions suffisantes pour expliquer l'hémorragie interne qui avait déterminé la mort; et si d'autres lésions se sont montrées chez le second de ces animaux, elles sont évidemment consécutives à la pénétration des vers dans l'abdomen, et l'on conçoit très-bien qu'elles ont pu se former après que les parasites ont eu traversé le foie.

3° Enfin, après avoir traversé le foie, les cysticerques des ruminants déterminent, par leur contact avec le péritoine, l'exsudation d'une matière plastique particulière qui s'organise et qui forme autour du parasite le kyste adventif dans l'intérieur duquel celui-ci doit vivre pendant toute la durée de son existence à l'état de cystique.

En traversant le foie pour arriver dans le péritoine, les proscolex du *Cysticercus tenuicollis*, lorsqu'ils sont en grand nombre, produisent des altérations tellement graves, qu'elles peuvent entraîner rapidement la mort de l'animal. Au double point de vue de la pathologie et de la zoologie, il serait intéressant d'établir d'une manière certaine par quelle voie ils arrivent dans cet organe.

Comme nous l'avons dit autrefois, il nous paraît assez probable que c'est à la faveur du cours du sang dans la veine porte, que les proscolex accomplissent cette première migration. S'il en est ainsi, il faut qu'après l'éclosion des œufs dans l'intestin les embryons s'introduisent dans les racines de la veine et se laissent ensuite entraîner jusque dans les veines sous-hépatiques. Dans cette hypothèse, ce serait en sortant de ces derniers vaisseaux qu'ils détermineraient les hémorrhagies que nous avons observées. C'est là, nous le répétons, un fait qui paraît assez probable ; mais nous ne saurions encore l'appuyer sur une démonstration rigoureuse ; car, malgré des tentatives multipliées que nous avons faites sur des lapins auxquels nous avions administré des œufs du *Tœnia serrata*, dont les cystiques se développent à peu près de la même manière que le *Cysticercus tenuicollis*, nous n'avons jamais pu rencontrer de proscolex dans le sang de la veine porte. Nous ne pouvons donc rien ajouter aujourd'hui à ce que nous avons dit autrefois touchant cette question, sur laquelle il serait si intéressant de jeter quelque lumière. Quoi qu'il en soit, nos expériences démontrent que le passage des proscolex du *Cysticercus tenuicollis* peut déterminer une hémorrhagie promptement mortelle, quand des parasites de cette espèce traversent à la fois, et en grand nombre, le tissu du foie. Fort heureusement, dans les circonstances ordinaires de la vie des ruminants, il ne paraît pas probable que ces animaux puissent être fréquemment exposés à déglutir à la fois assez d'œufs de tænia pour que l'on ait à craindre de voir se produire des désordres aussi profonds que ceux que nous avons décrits. Dans la plupart des cas, au contraire, ils ne prennent, soit avec leurs boissons, soit avec leurs aliments, qu'un petit nombre d'œufs isolés. L'animal doit sans doute souffrir pendant un temps variable du passage à travers les tissus des quelques proscolex qui s'introduisent ainsi dans son économie ; mais les lésions déterminées par les parasites sont alors tellement limitées, qu'elles ne peuvent jamais compromettre la santé générale du sujet, et qu'elles passent, en quelque sorte, inaperçues. Aussi les annales de la science n'ont-elles enregistré jusqu'à ce jour aucun cas, à nous connu, de maladies identiques avec celle dont nous venons de décrire les symptômes et les lésions. On conçoit cependant qu'il ne serait pas absolument impossible que le fait se présentât. Nous avons même pu observer dans le courant de l'année dernière, à propos d'une autre espèce, le *Tænia cœnurus*, dont les cystiques vivent dans le crâne des ruminants, que ces mammifères peuvent parfois ingérer en même temps des œufs de tænia en assez grand nombre, et se montrer avec des maladies tout aussi graves et tout aussi rapides dans leur marche que celles que l'on détermine, en quelque sorte artificiellement, en leur administrant des proglottis. Sur le cerveau d'un jeune mouton sacrifié pour la boucherie, nous avons trouvé jusqu'à huit cœnures de la grosseur d'une cerise ou d'un pois, et, dans le voisinage de ces vers à vessie, des sillons jaunâtres creusés dans la substance nerveuse, et tout à fait semblables à ceux que nous avions rencontrés chez les animaux morts ou sacrifiés à la suite de nos expériences sur le tournis. C'est, en effet, parce que l'animal avait laissé voir les premiers symptômes de cette maladie qu'on l'avait tué, mais il nous a paru utile de relever ce fait qui, par l'analogie qu'il présente dans ses résultats avec certaines expériences, ne laisse pas que d'être très-curieux.

Dans la première expérience que nous avons rapportée aujourd'hui, les vers, en passant à travers le foie, ont déterminé une hémorrhagie qui, en peu d'instants, a été mortelle ; dans la seconde, au contraire, l'animal n'a point succombé sous l'influence de la même cause. Il a pu vivre plusieurs jours encore après que les proscolex ont eu labouré l'organe sécréteur de la bile. Mais les désordres qu'avaient causés ces parasites ne permettaient point à la santé de se rétablir et à la vie de continuer. L'animal a donc dû succomber sous l'influence de la multiplicité des lésions qui se sont produites en même temps, tandis qu'il eût certainement continué à vivre si quelques vers seulement avaient été ensemble en voie de migration. La constatation de ce fait n'est pas sans importance, car il fait bien voir que c'est seulement lorsqu'ils sont en très-grand nombre que les cysticerques peuvent être nuisibles aux ruminants au moment de leur installation dans les tissus. Quelques petites hémorrhagies du foie, quelques inflammations locales du péritoine peuvent bien, en effet, faire naître de la douleur, du malaise ; mais ce ne sont pas là des lésions capables de compromettre assez l'exercice des fonctions pour que l'on soit à même de s'en apercevoir. C'est ainsi que l'on peut comprendre comment il se fait que l'on trouve des *Cysticercus tenuicollis* chez un très-grand nombre de ruminants que l'on sacrifie à la boucherie, sans que cependant on ait jamais remarqué de maladie grave chez ces animaux pendant qu'ils vivaient.

Les deux expériences que nous venons de rapporter nous paraissent offrir encore, si on les envisage au point de vue de la zoologie, une importance assez grande. Au moment où l'on élève de nouveau des doutes sur la réalité des migrations et des métamorphoses de certains cestoïdes, elles arrivent à propos, non-seulement pour démontrer que les théories fondées sur les expériences de MM. Küchenmeister, Van Bénéden, Siébold, Leuckart, Haubner, sont l'expression de la vérité, mais encore pour confirmer ce fait que nous nous sommes toujours efforcé de mettre en lumière, *qu'une espèce déterminée du genre Tœnia ne peut jamais donner naissance qu'à une seule forme de Cystique.* Nous pourrions, en effet, répéter, au sujet des deux chevreaux qui font l'objet de notre communication, ce que nous avons dit l'année dernière en faisant l'histoire des expériences analogues que nous avons tentées sur des agneaux. « Le *Cœnurus cerebralis*, le *Cysticercus pisiformis*, le *Cysti-* » *cercus tenuicollis*, sont les scolex de trois espèces parfaite- » ment distinctes. « S'il en était autrement, si le *Tænia cysti-* *cerci tenuicollis*, par exemple, était de la même espèce que le *Tænia serrata* et le *Tænia cœnurus*, les œufs de ce ver que nous avons administrés à nos deux chevreaux, auraient dû provoquer tout à la fois la production de cysticerques dans le péritoine, et la production de cœnures dans le crâne. Or, comme nous l'avons dit, chez les deux chevreaux qui ont succombé dans nos expériences, les centres nerveux étaient parfaitement sains, et ne laissaient voir aucune trace du passage des proscolex. Le foie, au contraire, était littéra- lement criblé de cystiques en voie de migration. « S'il en a été » ainsi, *c'est que les œufs du Tænia cysticerci tenuicollis ne* » *peuvent engendrer que des cysticerques, et que, par consé-* » *quent, le ver qui les produit ne saurait être de la même es-* » *pèce que celui qui donne naissance au cœnure cérébral.* »

Les résultats inverses que l'on obtient dans les expériences où l'on fait prendre à des ruminants des œufs du *Tænia cœnurus,* confirment en tout point cette conclusion, car ce sont alors exclusivement des cœnures que l'on voit se développer dans le crâne, tandis que nulle part ailleurs, pas plus dans le péritoine que dans les plèvres, on ne voit apparaître de cys- ticerques. Il y a même dans ces expériences quelque chose qui donne plus de force encore à notre opinion en ce qui touche la distinction nécessaire des deux espèces de Tænias armés dont les cystiques vivent à l'état de cœnures ou à l'état de cysticerques chez nos ruminants domestiques. Ainsi que nous l'avons dit dans nos précédents travaux (1), les pros-

---

(1) Voir *Expériences sur la production du Cœnure cérébral chez le mouton.* — Journal des Vétérinaires du Midi, 2ᵉ série, tome IX, année 1856, page 97. *Compte rendu des expériences faites à l'École impériale vétérinaire de Tou-*

colex qui sortent des œufs du *Tænia cœnurus*, sont bien loin de parvenir tous jusque dans les centres nerveux. Beaucoup d'entre eux s'égarent, et nous avons trouvé des traces de leur passage dans les cavités du cœur sous l'endocarde, à l'extérieur de cet organe, sous le feuillet viscéral du péricarde, à la surface du poumon sous les plèvres, sur le diaphragme, sur les parois de l'œsophage, sur les parois de l'intestin, et même entre les feuillets de l'épiploon. Or, si ces proscolex étaient de la même espèce que ceux du *Tænia cysticerci tenuicollis*, il est évident qu'en arrivant dans les plèvres, et surtout dans le péritoine, ils se comporteraient absolument comme ces derniers et se transformeraient en cysticerques. Mais jamais cela n'a lieu ; toujours, au contraire, les proscolex du *Tænia cœnurus* avortent dans l'abdomen, et les sillons, d'un jaune pâle, sinueux et diversement contournés qu'ils laissent après leur passage dans cette cavité, sont bien loin de ressembler aux galeries qui sont creusées à la surface et dans la profondeur du foie par les proscolex du *Tænia cysticerci tenuicollis*.

C'est donc avec raison que, depuis 1856, nous avons toujours considéré comme des espèces distinctes les formes diverses de Tænias armés qui se développent dans l'intestin du chien. Nous avons même essayé de caractériser ces espèces, soit dans le premier travail que nous avons soumis à la Société de Médecine en 1857 (1), soit encore dans le compte rendu de nos recherches et de nos expériences que nous avons publié en 1858 et 1859. On nous a reproché, il est vrai, de

---

louse, *sur l'organisation et la reproduction des Cestoïdes du genre* Tænia. — Journal des Vétérinaires du Midi, 3e série, tome I, année 1858, page 139, et Annales des Sciences naturelles, 4e série, tome X, page 191.

Expériences sur le tournis de la chèvre et du bœuf. — Journal des Vétérinaires du Midi, 3e série, tome II, année 1859, page 388, et Annales des Sciences naturelles, 4e série tome XI, page 303.

(1) Ce travail, intitulé, *Essai sur les Cestoïdes des mammifères domestiques,* est demeuré inédit ; mais les recherches microscopiques et les expériences qui eu forment la partie essentielle, ont trouvé place dans notre compte rendu de 1858 et 1859.

n'avoir signalé dans nos diagnoses que des caractères minu-
tieux, et parfois même difficiles à constater; mais si peu
tranchés que soient ces caractères, ils sont constants, et il
n'est pas impossible de les bien voir lorsque l'on a un peu
l'habitude d'étudier les Tænias. En outre, chacune des formes
de strobiles auxquelles ils appartiennent, correspond invariablement à un cystique déterminé, facile à distinguer, même
par un examen superficiel, de ceux qui se rattachent aux autres formes.

C'en est assez, ce nous semble, pour que nous soyons plus
que jamais autorisés à considérer le *Tænia cœnurus*, le *Tænia
cysticerci tenuicollis*, et le *Tænia serrata* comme trois espèces
différentes, bien que très-voisines l'une de l'autre : aussi
sommes-nous convaincu que lorsque l'on veut, dans des expériences, reproduire les curieux phénomènes de leurs migrations et de leurs métamorphoses, il est indispensable de
ne pas employer indifféremment les œufs du *Tænia serrata* à
la place de ceux du *Tænia cœnurus* ou du *Tænia cysticerci
tenuicollis*.

Toulouse, Imprimerie de CHARLES POULADOUB.